Znajdź

Światło

w

mroku

Zmieniając myśli zmieniasz życie:
Motywacja do odzyskania radości życia.

KAROLINE D. FOX

PODZIĘKOWANIA

Dla mojego męża,
który zawsze wspiera mnie w trudnych
momentach życia

SPIS TREŚCI

1 OD AUTORA

Chciałabym skierować do Ciebie kilka słów wsparcia i otuchy w trudnych chwilach, gdy depresja staje się dla Ciebie ciężarem. Wiem, jak trudne są te chwile, jak przytłaczające może być życie bez nadziei i w smutku. Ale proszę, nie trać jej.

Depresja to nie jest coś, z czym można sobie poradzić samemu. To choroba, która wymaga profesjonalnej pomocy i wsparcia bliskich. Nie bój się prosić o pomoc, nie bój się mówić o swoich emocjach i myślach. Nie ważne są stwierdzenia, iż ktoś inny ma gorzej – liczy się każda jednostka. Każdy z nas czasem potrzebuje wsparcia i to zupełnie naturalne.

Książka powstała z myślą o osobach w ciężkim momencie życiowym, które potrzebują motywacji do działania.

Pamiętaj, że każdy z Nas jest wartościową osobą, która zasługuje na miłość, szacunek i wsparcie. Nie daj się pokonać depresji, walcz o swoje zdrowie i dobrostan. Zaufaj sobie i swoim bliskim, a będziesz w stanie przezwyciężyć najtrudniejsze chwile.

Mam nadzieję, że moja książka będzie dla Ciebie źródłem inspiracji oraz otuchy. Świat tylko czeka na Twoje niesamowite możliwości.

Z serdecznymi życzeniami,
Karoline D. Fox

2 WSTĘP

Nie pozwól depresji kontrolować Twojego życia! Jesteś silniejszym człowiekiem niż myślisz i masz w sobie potencjał, by pokonać każdą przeszkodę. Codziennie podejmuj małe kroki w stronę poprawy samopoczucia, a zobaczysz pozytywne zmiany.

Zacznij od zastanowienia się co dotychczas sprawiało Ci przyjemność i zanotuj na dole strony te rzeczy/czynności.

Przyjrzyj się uważnie tym co zostało napisane powyżej i przypomnij sobie przyjemne momenty z tym związane. Zastanów się dlaczego już nie sprawiają Ci radości, przyjemności czy chociażby satysfakcji. Zapisz swoje przemyślenia poniżej.

Przeczytaj powyższe zapiski. Zamknij oczy i pomyśl przez chwilę nad tym co zostało przez Ciebie przeczytane.

Teraz zastanów się nad tym co w życiu udało Ci się osiągnąć do tego momentu w którym się znajdujesz.

Zdaj sobie sprawę, że czasem niepozorne rzeczy budują w nas spokój ducha oraz umacniają nasz charakter. My sami mamy siłę by zmieniać jutro na lepsze. Wystarczy odpowiednia motywacja i zachęta.

Każda z następnych stron została wypełniona motywacją specjalnie dla Ciebie, aby obudzić twoje wewnętrzne "Ja". Wsparcie jest istotnym elementem poprawy nastroju oraz walki z depresją. Jeśli go nie otrzymamy z żadnej strony możemy nie podołać wyzwaniu – powrotu do normalności.

Kiedy tylko zwątpisz w siebie otwórz książkę na dowolnej stronie i poczuj pozytywną energie kierowaną ode mnie dla Ciebie. Ja również zmagałam się z depresją w różnych momentach mojego życia, brakiem chęci do czegokolwiek. To właśnie pozytywne wsparcie, słowa otuchy, oraz pomoc najbliższej osoby pozwoliły mi stanąć na nogi. Teraz kolej na mnie żeby odwdzięczyć się wszechświatowi i pomóc Tobie.

3 MOTYWACJE – SENTENCJE

Wierzę w Ciebie,
nawet jeśli Ty nie wierzysz w
siebie.
Uwierz i Ty!
Przestań wątpić w Swoje
Możliwości.
Jesteś częścią wszechświata
I tak jak to zaplanujesz
Tak będzie.

Możesz pokonać każdą
przeszkodę,
wystarczy tylko spróbować.
To do dzieła!

Bądź odważny/a i walcz z
przeciwnościami losu.
Postaw na swoim!
Każda kłoda pod nogami
sprawi,
że zaczniesz wyżej skakać.

Dopóki oddychasz, nigdy nie jest za późno na rozpoczęcie Nowego rozdziału. Zaczynamy!

Dziś jest ten dzień, w którym
się stroisz i
wychodzisz z domu do
ulubionej restauracji.
Nie musisz mieć
okazji,
ani osoby towarzyszącej
aby błyszczeć.
Zrób to dla Siebie.

Przestań patrzeć się w sufit,
No chyba, że chcesz go
pomalować.
Godzinne wpatrywanie
się w nicość
nie pomoże Ci
w niczym.

Czeka Cię wiele pięknych chwil, trzymaj się mocno. Naucz się żyć tą piękną chwilą.

Nic tak nie
denerwuję twoich wrogów jak
Twój uśmiech i
radość.
Uśmiechaj się więc!
Ciesz się życiem,
przekazuj dobrą
energię innym.

Bez pasji
Człowiek
więdnie
jak roślina bez wody.
Odnajdź w sobie nowe pasje i
czerp z nich
radość.

Przestań dusić emocje. Gniew rozładujesz na worku treningowym. Do dzieła!

Sex naładuje twoje endorfiny. Nie odmawiaj go dziś sobie.

Sex naładuje twoje endorfiny. Nie odmawiaj go dziś sobie.

Stań przed
lustrem i wymień 5
pozytywnych epitetów w
swoim kierunku.
Nasz mózg programuje
się tym czym go karmimy.

Pamiętaj, że
jesteś wart/a wszystkiego, co
najlepsze.
Nie daj Sobie wmówić,
że jest inaczej!

Świat czeka na
Ciebie, nie trać nadziei.
Wczoraj były
dwa kroki w tył,
aby dziś dać jeden na przód.

Twoja historia nie jest jeszcze napisana, możesz zmienić jej bieg.
Wszystko może się jeszcze wydarzyć.

Jesteś jedyny/a w swoim
rodzaju, nie pozwól innym
zaburzyć tego
myślenia.

Twoja siła tkwi w Twojej wytrwałości i determinacji. Podejmuj walkę każdego dnia, do momentu, aż wygrasz całą wojnę.

Nie ma ludzi złych
są tylko tacy którzy Sobie nie
radzą.
Pracuj nad swoją
determinacją.

Nie pozwól, by negatywne myśli ograniczały Cię - zastąp je pozytywnymi i zobacz, jak zmieni się twoje życie.

Zacznij myśleć o sobie pozytywnie! Zasługujesz na to, by być szczęśliwym i spełnionym człowiekiem.

Zawsze jest wyjście z sytuacji bez wyjścia! Wystarczy otworzyć umysł na pozytywną energię.

Twój umysł jest twoim największym atutem - użyj go do przekształcenia swojego życia na lepsze.

Twoje myślenie kształtuje twoją rzeczywistość - więc pomyśl pozytywnie i zobacz, jak zmienia się świat dookoła ciebie.

Nie ważne która to próba wyjścia na prostą! Ważne, że się nie poddajesz.

Nie trać czasu na negatywne myśli. Zamiast tego skup się na swoich celach i marzeniach, a osiągniesz wszystko, o czym marzysz!

Ludzie którzy nie interesują się Tobą w ciężkich chwilach, nie są warci Twojej uwagi.

Pamiętaj, że tylko Ty masz kontrolę nad swoim myśleniem i decyzjami. Bądź odważny/a i podejmuj działania, które przyniosą Ci szczęście i spełnienie.

Jedyną osobą, która stoi
Tobie na przeszkodzie
w drodze do
sukcesu,
jesteś Ty sam.
Zmiana zaczyna się od Ciebie
– uwolnij
Swoje umysłowe ograniczenia
i otwórz się na nowe
możliwości
życiowe!

Otwórz serce i oczyść umysł,
a
dobrostan
odwiedzi Cię
na pewno!

Zanim pokochasz
kogoś, pokochaj
Siebie.
Poczuj się swobodnie sam/a
ze Sobą.

Radość życia pojawia się razem z pomocną dłonią wspierającej Cię osoby. Nie pozostawaj w samotności z cierpieniem.

Pozwól Sobie

pomoc,

a w chwili

zwątpienia

zamknij

oczy

i pomyśl o Swoich

przyszłych

celach.

Bycie wyjątkowym oznacza bycie innym od reszty. Nie bój się być Sobą.

O AUTORZE

Kobieta z artystyczną duszą. Licencjonowany kosmetolog, fotograf, ale przede wszystkim matka i żona.
Myśli i uczucia przelewa na papier - zawsze pisząc od serca.
W przeszłości doświadczyła wielu sytuacji życiowych, które nauczyły ją jak postępować w ciężkich momentach. Każdego dnia motywuje najbliższe otoczenie do walki o lepsze jutro.